L'Œuvre Antituberculeuse

BULLETIN TRIMESTRIEL

DES SANATORIUMS POPULAIRES ET DES SOCIÉTÉS DE BIENFAISANCE
FONDÉS EN FRANCE POUR LA LUTTE
CONTRE LA TUBERCULOSE ET L'ASSISTANCE AUX TUBERCULEUX PAUVRES

Directeurs : MM. les Drs SERSIRON et DUMAREST

EXTRAIT

La Ligue française contre la tuberculose

Par le Dr SERSIRON

PARIS

GEORGES CARRÉ et C. NAUD ÉDITEURS

3, RUE RACINE, 3

1900

L'Œuvre Antituberculeuse

BULLETIN TRIMESTRIEL

DES SANATORIUMS POPULAIRES ET DES SOCIÉTÉS DE BIENFAISANCE
FONDÉS EN FRANCE POUR LA LUTTE
CONTRE LA TUBERCULOSE ET L'ASSISTANCE AUX TUBERCULEUX PAUVRES

Directeurs : MM. les Drs SERSIRON et DUMAREST

EXTRAIT

La Ligue française contre la tuberculose

Par le Dr SERSIRON

PARIS

GEORGES CARRÉ ET C. NAUD ÉDITEURS

3, RUE RACINE, 3

1900

La Ligue française contre la tuberculose.

Son fonctionnement. — Son rôle actuel dans la lutte contre la tuberculose.
Les services qu'elle est appelée à rendre.

Par le Dr SERSIRON

Un point sur lequel tous les médecins qui se préoccupent de la prophylaxie de la tuberculose sont unanimement d'accord, c'est que le plus puissant moyen de lutter contre ce fléau de plus en plus meurtrier, la condition première et essentielle pour faire aboutir les mesures proposées pour assurer le succès de cette lutte, est de faire la conquête de l'opinion publique, et d'assurer, à ce point de vue, l'éducation sanitaire de la population. C'est ce que vient de proclamer une fois de plus la Commission extraparlementaire de la tuberculose qui propose, pour atteindre ce but, toute une propagande dans les milieux collectifs.

Mais cette unanimité entre les médecins était loin d'exister quand le Dr Armaingaud, en 1891-92, encouragé et soutenu par le Pr Verneuil, organisa en France la *Ligue contre la tuberculose*, et il fallut au médecin bordelais une dose d'énergie, d'entrain et d'esprit d'initiative peu commune pour passer outre à l'opposition de l'Académie de médecine qui considérait alors la publicité générale donnée aux Instructions sur la contagiosité et la prophylaxie de la tuberculose comme dangereuse. Un grand nombre de ses membres, dans une discussion mémorable, avaient affirmé la conviction que la notion de la contagion une fois répandue dans le public, on verrait se produire un affolement général, une véritable terreur, et qu'on ne tarderait pas à voir les pauvres phtisiques abandonnés sans soins, même par leurs proches, et traités comme des pestiférés. Une partie de la presse médicale elle-même semblait partager ces craintes, prêtait volontiers ses colonnes à des articles humoristiques et ironiques sur le « délire de la contagion » et « la phtisiophobie ».

M. Verneuil, dans son discours présidentiel d'ouverture du Congrès de la tuberculose de 1893, a raconté avec sa chaude parole comment M. Armaingaud, « cet homme de bon vouloir, d'intelligence nette et pratique, et surtout de grande énergie, rompu d'ailleurs à la question par sa campagne heureuse en faveur des hôpitaux marins et la fondation du sanatorium d'Arcachon, eut l'idée d'organiser la Ligue contre la tuberculose. Cette ligue reprenant les instructions du Congrès a voulu les exposer au public, les commenter, les expliquer, et cela dans une série illimitée de conférences faites sur tous les points du territoire, reproduites dans de petites brochures très concises, mises à la portée de tous, sans cesser d'avoir le caractère scientifique le plus irréprochable, et répandues en telle profusion qu'elles puissent pénétrer dans les plus humbles demeures ».

La chaleureuse exhortation que M. Verneuil adressait aux membres du Congrès de s'unir à la phalange des vulgarisateurs dirigée par Armaingaud, en a heureusement entraîné un grand nombre, la Ligue s'est largement développée. Son action éducatrice est loin d'être achevée, il reste encore beaucoup à faire, mais ces efforts d'efficace propagande ont commencé à mettre à l'ordre du jour des préoccupations publiques, comme le dit M. Armaingaud, la question de la tuberculose, de ses ravages, de sa curabilité, de sa prophylaxie, et toutes ces craintes d'affolement de la population et d'abandon des pauvres phtisiques sont entièrement dissipées. Et si personne ne conteste plus la nécessité de la vulgarisation, si le public commence à s'associer aux œuvres antituberculeuses, qu'elles soient curatives ou préventives, si de nouvelles sociétés de préservation sont en voie de formation, c'est en partie à l'impulsion et à l'exemple donné par la Ligue française contre la tuberculose, que nous le devons.

Ne l'oublions pas, et oublions-le d'autant moins que cette Ligue, continuant son action avec un entrain croissant, est certainement destinée à rendre de grands services à toutes ces œuvres nouvelles en les faisant connaître à la population, en les mettant en contact avec tous ceux qui peuvent en bénéficier ou s'y associer, par tous les moyens de publicité et de diffusion dont elle dispose. Quels services ne rend-elle pas encore, en vulgarisant partout les travaux des Congrès de la tuberculose, ceux de nos maîtres MM. Brouardel, Hérard, Bergeron, Landouzy, Letulle, Nocard, et ceux de l'Académie de médecine qui, entraînée elle-même par sa nouvelle commission et par le remarquable rapport du Pr Grancher, n'hésite plus à prendre dans cette guerre contre la tuberculose et sous la forme qui convient à son institution le rôle d'énergique propagande qui lui revient.

Associé à l'action de la Ligue par le cours de prophylaxie qu'elle nous a confié dans le XVe arrondissement de Paris, nous nous sommes tenus au courant de tout ce qu'elle a fait et de ce qu'elle se propose de faire.

Dès le début de cette fondation, M. Armaingaud a nettement précisé les points suivants sur lesquels devait tout d'abord porter son action et sur lesquels elle a porté en effet, sans préjudice pour les développements ultérieurs :

1° Répandre à profusion les instructions prophylactiques dans tous les milieux, en commençant par les groupes sociaux en situation de profiter directement et immédiatement de cet enseignement, et qui, par leurs conseils et leur exemple, peuvent en faire profiter les classes moins favorisées ;

2° Chaque adhérent recevant 50 exemplaires de ces instructions a pour mission de les répandre autour de lui, de les expliquer et de les commenter, en s'efforçant de faire comprendre à tous combien chacun est intéressé à en faire partout pénétrer l'esprit et à les faire mettre en pratique, puisqu'il se défend ainsi de la dangereuse solidarité qui s'établit entre tous les habitants d'une même localité, d'une même maison, d'une même famille par les différents modes de transmission de la maladie ;

3° Collaboration des médecins par les conférences. Le président de la Ligue fait parvenir à chacun des conférenciers, à titre gratuit : 1° autant d'exemplaires des Instructions prophylactiques qu'ils pensent avoir d'auditeurs, pour les leur distribuer comme résumé de ce qu'ils viennent d'entendre ; 2° un exemplaire d'une brochure in-8 de 50 pages contenant le texte de la conférence qu'il fait lui-même un peu partout, et destiné à les aider et à les guider dans la préparation de leur propagande.

Plus de 400 conférences ont été faites jusqu'à ce jour, et plus de 700 000 exemplaires des instructions ont été distribués ;

4° Utiliser et mettre en mouvement, sous les formes les plus diverses, la collaboration des membres de l'enseignement, et particulièrement de l'enseignement primaire. A cet effet, la Ligue a obtenu le concours des Recteurs de presque toutes les Universités de France et des Inspecteurs d'académie qui ont fait publier le texte des Instructions dans le bulletin départemental de l'enseignement primaire de leur département, recueil mensuel que tous les instituteurs et institutrices reçoivent d'office. Enfin plusieurs Inspecteurs de l'enseignement primaire et plus de 100 instituteurs, documentés par la Ligue, ont fait des conférences-lectures, les premiers aux instituteurs de leur circonscription, les seconds aux habitants de leur commune.

Dans trois départements (Gironde, Saône-et-Loire, Haute-Garonne) un exemplaire des conférences a été distribué à tous les enfants des écoles primaires pour être transmis à leurs familles ;

5° Par tous ces moyens et par l'agitation incessante qu'ils provoquent, et en même temps qu'elle commençait ainsi l'initiation du public, et par la pression d'une opinion publique rendue un peu plus exigeante et moins inconsciente des intérêts en cause, à mesure qu'on l'éclaire davantage, la Ligue s'efforce d'aiguillonner les pouvoirs publics, et d'amener les chefs d'industrie, les patrons, directeurs et agents responsables des grandes et petites collectivités, à mieux comprendre leurs responsabilités, leurs devoirs et leurs attributions en matière d'hygiène publique ou collective.

C'est ainsi qu'en adressant aux maires ou à des médecins de toutes les *stations d'hiver* qui reçoivent les malades tuberculeux en villégiature prolongée, des questionnaires sur les mesures prises dans ces stations pour assurer un service d'information sanitaire et la désinfection des chambres d'hôtel, de villas, d'appartements garnis et de leur mobilier, et surtout en éclairant les familles des malades et des voyageurs sur les conditions d'hygiène et d'antisepsie qu'ils sont en droit d'exiger, la Ligue a certainement contribué à hâter l'institution de ces services de désinfection et d'antisepsie qui s'organisent chaque jour plus complètement dans ces stations, dont il n'existait presque aucune trace avant l'agitation salutaire qu'elle s'efforce de provoquer.

En relation constante avec tous les médecins qui de nombreux points de la France sollicitent des documents et des moyens de propagande, la Ligue et son président ont eu, sans aucun doute, leur part d'influence dans l'organisation des mesures prises et des fondations anti-tuberculeuses en voie de formations dans plusieurs villes de France, à Orléans, Grenoble, Pau, Semur, Le Havre, Bordeaux, Rouen, Lille, etc.

Un questionnaire a été envoyé à tous ses conférenciers et correspondants, sur les conséquences pratiques de leur propagande, en les priant de faire savoir autant que possible dans quelle mesure leurs auditeurs et les lecteurs sont restés pénétrés des instructions et des notions qui y sont exposées, jusqu'à quel point les conseils donnés ont été suivis, et si les mesures prophylactiques commencent à entrer sérieusement dans les habitudes de la population.

Il résulte de cette enquête dont M. Armaingaud a publié tout au long les résultats dans son rapport au Congrès de la tuberculose de 1898, que s'il y a encore beaucoup à faire pour achever l'éducation de leur public, ils n'ont point prêché dans le désert, et qu'une bonne partie de la population est sinon profondément pénétrée, du moins très préparée, très en éveil, et que la tâche des médecins dans les familles de tuberculeux en est beaucoup facilitée.

Une remarque intéressante qui se dégage des réponses de plusieurs d'entre eux, c'est qu'en général les habitants des départements du Nord et surtout de l'Est, sont plus attentifs et plus fidèlement observateurs des conseils prophylactiques, et que, dans tous les points de la France, les anciens alsaciens restés français et disséminés sur différents points du territoire se distinguent de la population à laquelle ils sont mêlés par une plus sérieuse discipline hygiénique et par une plus intelligente docilité à ces conseils.

6° Enfin, l'initiative la plus récente et l'une des plus utiles de la Ligue est l'organisation des *cours de prophylaxie antituberculeuse*. Il ne s'agit plus seulement ici de simples conférences mais d'un cours régulier en huit leçons, ouvert chaque année dans chaque arrondissement de Paris, avec la pensée d'étendre progressivement cet enseignement aux autres villes de France. C'est un enseignement complet et continu de la prophylaxie de la tuberculose comprenant l'étiologie de la maladie, les moyens de se défendre contre le bacille, et les moyens de maintenir ou d'augmenter la résistance de l'organisme et d'écarter la prédisposition et la réceptivité en fortifiant le terrain. C'est l'hygiène tout entière orientée vers la prévention de la tuberculose ; et l'on comprend dès lors comment il est possible de varier chaque année cet enseignement sans jamais perdre de vue l'objectif antituberculeux.

Chacun des médecins chargés d'un cours reçoit plusieurs mois à l'avance de petites brochures de 8 ou 10 pages contenant le plan précis, le canevas détaillé de chaque leçon, accompagné d'indications bibliographiques. Puis, innovation précieuse et qui contribue beaucoup à l'efficacité de cet enseignement et à l'intérêt suivi qu'y prennent les auditeurs, il est distribué à chacun d'eux, comme dans les conférences proprement dites de la Ligue, une petite brochure contenant en termes clairs et concis la substance des notions développées par le professeur(1).

En 1899, ces cours ont été faits dans 17 arrondissements de Paris, devant un nombreux et fidèle auditoire. En 1900, la Ligue a eu la pensée d'interrompre ses cours d'arrondissement et de les remplacer par une active propagande à l'Exposition universelle, où chacun des 20 professeurs aurait fait huit conférences. Elle n'a malheureusement pu trouver, à l'Exposition, à des conditions de prix abordables, aucune salle convenablement placée pour faire ces 160 conférences, et on a dû renoncer à ce projet. Cette interruption est purement accidentelle ; les cours seront repris l'hiver prochain (1901) dans les 20 arrondissements de Paris, et plusieurs villes de France ont déjà demandé à la Ligue de les aider à imiter la capitale.

La Ligue française contre la tuberculose ne peut évidemment tout faire à elle seule, en fait de prophylaxie antituberculeuse, et elle n'a aucune prétention au monopole en ce qui concerne la vulgarisation et l'éducation antituberculeuse de la masse du public. Elle voit au contraire avec plaisir s'organiser dans le même but d'autres sociétés de préservation, qui complètent et étendent

---

(1) Les vingt professeurs des arrondissements de Paris sont :

MM. les D{r}^s Brégi, Jean Laborde, Demmler, Kortz, Georges Petit, O. Benoist, Schwobisch, Depierris, Plessard, Mavereéry, Sersiron, R.-L. Régnier, Marcel Labbé, Artault de Vevey, Oberthur ; MM. Paul Tissier, Laubry, Gustave Langevin, R. Oppenheim, Paul Armand-Delille, Ristouil, internes des hôpitaux.

l'action antituberculeuse. Mais il importe beaucoup, à notre avis, dans l'intérêt de l'œuvre commune et de la croisade poursuivie dans l'intérêt de tous, qu'elle continue à rester un centre actif de propagande, de vulgarisation, d'entraînement et de documentation.

Une des branches de fonctionnement que la Ligue, avec raison, se propose en ce moment de développer, c'est la coopération de plus en plus active des Inspecteurs primaires et des Instituteurs et Institutrices. Nous lui souhaitons un succès croissant; aidons-la à remplir sa mission, comme elle nous aide à remplir la nôtre.

Dr SERSIRON.

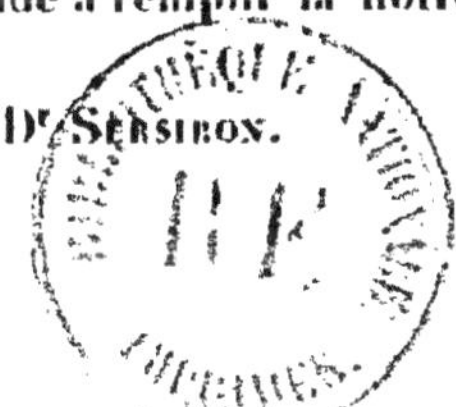